新人看護職員研修ノート

「社会人基礎力」を育む資料付

監修
坂本すが

日本看護協会出版会

JN085861

はじめに

　4月から看護師としての一歩を踏み出す皆さんは今、期待に胸をふくらませているのではないでしょうか。また、一方で、学生のころと違って初めて体験することも多く、不安を感じている方もいらっしゃるかもしれません。

　平成22年4月から「新人看護職員研修」の実施が各病院の施設長の努力義務となり、法的に制度化されました。新人の皆さんへの研修を努力して行うようにということです。そのための「新人看護職員研修ガイドライン」も平成21年12月に国から出ました（同26年改訂）。ガイドラインでは「新人看護職員が自らの目標を持ち、獲得した能力や成果を蓄積するために、ポートフォリオやパーソナルファイルと呼ばれる研修手帳（研修ファイル）の利用が効果的である」と記載されており、"研修手帳"や"研修ファイル"の活用が奨励されています。

　本ノートは、看護部の理念、今年度目指すもの、看護技術についての到達目標のチェックや、施設内・施設外研修の受講記録、学会参加記録など、臨床で働くときの必携のものとして必要な項目を書き込めるようになっています。また、皆さんがチームの一員として育っていけるよう、「参考　職場で育つために必要な社会人基礎力を意識する」を付し、3つの能力とそれらを構成する12の能力要素についてコンパクトにまとめました（看護職員として必要な基本姿勢と態度などに関係する力の1つとして）。

　折に触れて開き、どこまでできたか自分と「対話」する手帳として皆さんに活用していただければ幸いです。

東京医療保健大学副学長　坂本すが

＊病院の理念を書き込むかコピーを貼り付けてご使用ください。

*看護部の理念を書き込むかコピーを貼り付けてご使用ください。

3 私が将来目指すもの

● そのためのプラン

4 私が今年度目指すもの

● そのためのプラン

5 わかったこと、考えたこと

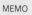

MEMO

6 看護職員として必要な 基本姿勢と態度についての到達目標（参考）

●印は1年以内に到達を目指す項目
到達の目安は、Ⅱ：指導のもとでできる、Ⅰ：できる

看護職員としての自覚と責任ある行動	①医療倫理・看護倫理に基づき、人間の生命・尊厳を尊重し患者の人権を擁護する	●
	②看護行為によって患者の生命を脅かす危険性もあることを認識し行動する	●
	③職業人としての自覚を持ち、倫理に基づいて行動する	●
患者の理解と患者・家族との良好な人間関係の確立	①患者のニーズを身体・心理・社会的側面から把握する	●
	②患者を一個人として尊重し、受容的・共感的態度で接する	●
	③患者・家族にわかりやすい説明を行い、同意を得る	●
	④家族の意向を把握し、家族にしか担えない役割を判断し支援する	●
	⑤守秘義務を厳守し、プライバシーに配慮する	●
	⑥看護は患者中心のサービスであることを認識し、患者・家族に接する	●
組織における役割・心構えの理解と適切な行動	①病院及び看護部の理念を理解し行動する	●
	②病院及び看護部の組織と機能について理解する	●
	③チーム医療の構成員としての役割を理解し協働する	●
	④同僚や他の医療従事者と適切なコミュニケーションをとる	●
生涯にわたる主体的な自己学習の継続	①自己評価及び他者評価を踏まえた自己の学習課題をみつける	●
	②課題の解決に向けて必要な情報を収集し解決に向けて行動する	●
	③学習の成果を自らの看護実践に活用する	●

*本到達目標は、厚生労働省「新人看護職員研修ガイドライン（改訂版）」に記載されているものであり、自施設の到達目標が異なる場合は p.12-13にそれらを書き込むかコピーを貼り付けてご使用ください。
*本項の関連・参考情報として以下もご参照ください。

→「参考　職場で育つために必要な社会人基礎力を意識する」(p.41-59)
→「看護職の倫理綱領」(p.60-61)

到達の目安	初めて実施した日	できるようになった日	自己評価チェック	他者評価チェック
I				
I				
I				
I				
I				
I				
II				
I				
I				
I				
II				
II				
I				
I				
II				
II				

MEMO

MEMO

MEMO

MEMO

7 看護技術についての到達目標 ① (参考)

●印は 1 年以内に到達を目指す項目
到達の目安は、Ⅳ:知識としてわかる、Ⅲ:演習でできる、Ⅱ:指導のもとでできる、Ⅰ:できる

環境調整技術	①温度、湿度、換気、採光、臭気、騒音、病室整備の療養生活環境調整(例:臥床患者、手術後の患者等の療養生活環境調整)	●
	②ベッドメーキング(例:臥床患者のベッドメーキング)	●
食事援助技術	①食生活支援	
	②食事介助(例:臥床患者、嚥下障害のある患者の食事介助)	●
	③経管栄養法	●
排泄援助技術	①自然排尿・排便援助(尿器・便器介助、可能な限りおむつを用いない援助を含む)	●
	②導尿	
	③膀胱内留置カテーテルの挿入と管理	
	④浣腸	
	⑤摘便	
活動・休息援助技術	①歩行介助・移動の介助・移送	●
	②体位変換(例:①及び②について、手術後、麻痺等で活動に制限のある患者等への実施)	
	③廃用症候群予防・関節可動域訓練	
	④入眠・睡眠への援助	●
	⑤体動、移動に注意が必要な患者への援助(例:不穏、不動、情緒不安定、意識レベル低下、鎮静中、乳幼児、高齢者等への援助)	
清潔・衣生活援助技術(例:①から⑥について、全介助を要する患者、ドレーン挿入、点滴を行っている患者等への実施)	①清拭	●
	②洗髪	
	③口腔ケア	●
	④入浴介助	
	⑤部分浴・陰部ケア・おむつ交換	●
	⑥寝衣交換等の衣生活支援、整容	●

*本到達目標は、厚生労働省「新人看護職員研修ガイドライン（改訂版）」に記載されているものであり、自施設の到達目標が異なる場合は p.22-25 にそれらを書き込むかコピーを貼り付けてご使用ください。

到達の目安	初めて実施した日	できるようになった日	自己評価チェック	他者評価チェック
I				
I				
II				
I				
I				
I				
I				
I				
II				
I				
I				
II				
II				
II				
I				
I				
I				
I				
I				

看護技術についての到達目標 ② (参考)

●印は 1 年以内に到達を目指す項目
到達の目安は、Ⅳ：知識としてわかる、Ⅲ：演習でできる、Ⅱ：指導のもとでできる、Ⅰ：できる

呼吸・循環を整える技術	①酸素吸入療法	●
	②吸引（口腔内、鼻腔内、気管内）	●
	③ネブライザーの実施	●
	④体温調整	●
	⑤体位ドレナージ	
	⑥人工呼吸器の管理	
創傷管理技術	①創傷処置	
	②褥瘡の予防	●
	③包帯法	
与薬の技術	①経口薬の与薬、外用薬の与薬、直腸内与薬	●
	②皮下注射、筋肉内注射、皮内注射	
	③静脈内注射、点滴静脈内注射	
	④中心静脈内注射の準備・介助・管理	
	⑤輸液ポンプ・シリンジポンプの準備と管理	
	⑥輸血の準備、輸血中と輸血後の観察	
	⑦抗菌薬、抗ウイルス薬等の用法の理解と副作用の観察	●
	⑧インスリン製剤の種類・用法の理解と副作用の観察	
	⑨麻薬の種類・用法の理解と主作用・副作用の観察	
	⑩薬剤等の管理（毒薬・劇薬・麻薬、血液製剤を含む）	
救命救急処置技術	①意識レベルの把握	●
	②気道確保	●
	③人工呼吸	●
	④閉鎖式心臓マッサージ	●
	⑤気管挿管の準備と介助	●
	⑥外傷性の止血	
	⑦チームメンバーへの応援要請	●

*本到達目標は、厚生労働省「新人看護職員研修ガイドライン（改訂版）」に記載
されているものであり、自施設の到達目標が異なる場合は p.22-25 にそれらを書
き込むかコピーを貼り付けてご使用ください。

到達の 目安	初めて実施 した日	できるように なった日	自己評価 チェック	他者評価 チェック
I				
I				
I				
I				
II				
IV				
II				
I				
II				
I				
I				
I				
II				
I				
II				
II				
II				
II				
I				
II				
II				
II				
II				
I				

9 看護技術についての到達目標 ③ (参考)

●印は1年以内に到達を目指す項目
到達の目安は、Ⅳ：知識としてわかる、Ⅲ：演習でできる、Ⅱ：指導のもとでできる、Ⅰ：できる

症状・生体機能管理技術	①バイタルサイン（呼吸・脈拍・体温・血圧）の観察と解釈	●
	②身体計測	●
	③静脈血採血と検体の取り扱い	●
	④動脈血採血の準備と検体の取り扱い	
	⑤採尿・尿検査の方法と検体の取り扱い	
	⑥血糖値測定と検体の取り扱い	●
	⑦心電図モニター・12誘導心電図の装着、管理	
	⑧パルスオキシメーターによる測定	●
苦痛の緩和・安楽確保の技術	①安楽な体位の保持	●
	②罨法等身体安楽促進ケア	
	③リラクゼーション技法（例：呼吸法・自律訓練法等）	
	④精神的安寧を保つための看護ケア（例：患者の嗜好や習慣等を取り入れたケアを行う等）	
感染予防技術	①スタンダードプリコーション（標準予防策）の実施	●
	②必要な防護用具（手袋、ゴーグル、ガウン等）の選択	●
	③無菌操作の実施	●
	④医療廃棄物規定に沿った適切な取り扱い	●
	⑤針刺し切創、粘膜暴露等による職業感染防止対策と事故後の対応	●
	⑥洗浄・消毒・滅菌の適切な選択	
安全確保の技術	①誤薬防止の手順に沿った与薬	●
	②患者誤認防止策の実施	●
	③転倒転落防止策の実施	●
	④薬剤・放射線暴露防止策の実施	
死亡時のケアに関する技術	①死後のケア	

*本到達目標は、厚生労働省「新人看護職員研修ガイドライン（改訂版）」に記載されているものであり、自施設の到達目標が異なる場合は p.22-25 にそれらを書き込むかコピーを貼り付けてご使用ください。

到達の目安	初めて実施した日	できるようになった日	自己評価チェック	他者評価チェック
I				
I				
I				
I				
I				
I				
I				
I				
II				
II				
II				
II				
I				
I				
I				
I				
I				
I				
I				
II				
III				

MEMO

MEMO

MEMO

管理的側面についての到達目標（参考）

●印は 1 年以内に到達を目指す項目
到達の目安は、Ⅱ：指導のもとでできる、Ⅰ：できる

安全管理	①施設における医療安全管理体制について理解する	●
	②インシデント（ヒヤリ・ハット）事例や事故事例の報告を速やかに行う	●
情報管理	①施設内の医療情報に関する規定を理解する	●
	②患者等に対し、適切な情報提供を行う	●
	③プライバシーを保護して医療情報や記録物を取り扱う	●
	④看護記録の目的を理解し、看護記録を正確に作成する	●
業務管理	①業務の基準・手順に沿って実施する	●
	②複数の患者の看護ケアの優先度を考えて行動する	●
	③業務上の報告・連絡・相談を適切に行う	●
	④決められた業務を時間内に実施できるように調整する	●
薬剤等の管理	①薬剤を適切に請求・受領・保管する（含、毒薬・劇薬・麻薬）	
	②血液製剤を適切に請求・受領・保管する	
災害・防災管理	①定期的な防災訓練に参加し、災害発生時（地震・火災・水害・停電等）には決められた初期行動を円滑に実施する	●
	②施設内の消火設備の定位置と避難ルートを把握し患者に説明する	●
物品管理	①規定に沿って適切に医療機器、器具を取り扱う	●
	②看護用品・衛生材料の整備・点検を行う	●
コスト管理	①患者の負担を考慮し、物品を適切に使用する	●
	②費用対効果を考慮して衛生材料の物品を適切に選択する	●

*本到達目標は、厚生労働省「新人看護職員研修ガイドライン（改訂版）」に記載されているもの
であり、自施設の到達目標が異なる場合は p.28-29にそれらを書き込むかコピーを貼り付けて
ご使用ください。
*本項の関連・参考情報として以下もご参照ください。
→「参考　職場で育つために必要な社会人基礎力を意識する」(p.41-59)
→「看護職の倫理綱領」(p.60-61)

到達の目安	初めて実施した日	できるようになった日	自己評価チェック	他者評価チェック
I				
I				
I				
II				
I				
II				
I				
II				
I				
II				
II				
II				
II				
I				
II				
II				
II				
II				

MEMO

MEMO

11 施設内研修受講記録

受講年月日	時間（日数）	研修名

12 施設外研修受講記録

受講年月日	時間（日数）	研修名

13 学会参加記録

開催年月日	参加期間	学会名

14 看護研究・論文の記録

テーマ	
共同研究者名	
発表先	発表年月日

テーマ	
共同研究者名	
発表先	発表年月日

テーマ	
共同研究者名	
発表先	発表年月日

テーマ	
共同研究者名	
発表先	発表年月日

テーマ	
共同研究者名	
発表先	発表年月日

15 調べた薬①

薬品名	一般名	適応

容量	注意点	メモ

薬品名	一般名	適応

容量	注意点	メモ

調べた薬③

薬品名	一般名	適応

容量	注意点	メモ

MEMO

参考
職場で育つために必要な
社会人基礎力を意識する

(編集部)

＊「社会人基礎力」とは、社会に出てどのような仕事に就いても求められる必要最低限の能力として経済産業省が平成18年に打ち出した概念で、「職場や地域社会で多様な人々と仕事をしていくために必要な基礎的な力」と定義されます。3つの能力（前に踏み出す力／考え抜く力／チームで働く力）とそれらを構成する12の能力要素で構成されています。
＊編集協力：高橋恵（聖マリアンナ医科大学ナースサポートセンター長）、近藤昭子（聖マリアンナ医科大学東横病院副院長・看護部長）
＊参考文献：経済産業省資料、『社会人基礎力育成の手引き』（経済産業省編著、2010、朝日新聞出版）、『看護職としての社会人基礎力の育て方』（箕浦とき子・高橋恵編、2012、日本看護協会出版会）

1 「社会人基礎力」とは

■ 基礎学力と専門知識を活かす／チームの一員となるための力

　「社会人基礎力」[*1]とはひと言でいうと基礎学力と専門知識を活かす力のことです（下図参照）。さまざまな人とかかわって、チームの一員として仕事をしていくためには、皆さんが身につけた基礎学力や専門知識が社会や職場のなかでよりよく発揮されることが必要です。それに役立つことの1つが「社会人基礎力」の3つの能力とそれらを構成する12の能力要素を知り、日頃から"意識する"ことです。

■ さまざまな人との交わりのなかで育つ

　社会人基礎力は"人との交わりのなかで育まれる"という性質をもっています。看護職は、考え方や立場、年代などが違うさまざまな人とかかわります。患者さん（利用者さん）やご家族、地域の方、職場の同僚・先輩・上司、多くの職種と接して仕事をします。社会人基礎力を継続して意識し育み続けること自体が仕事をするための土台づくりとなり、自分自身の成長へとつながります。若い人はもちろん、キャリアを重ねた人にもそれぞれの段階に応じて年齢を問わず求められるものです。仕事をするなかで遭遇する困難や、時にはつまずきなども乗り越えて仕事を続けていくための力としても身につけたいものです。

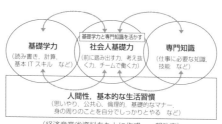

（経済産業省資料をもとに作成、一部改変）

図　基礎学力と専門知識を活かす社会人基礎力

*1　位置づけ・定義は前頁扉の注を参照してください。

2 社会人基礎力を構成する 3つの能力と12の能力要素の定義

■ 前に踏み出す力（アクション）

一歩前に踏み出し、失敗しても粘り強く取り組む力

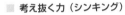

●**主体性** 　　物事に進んで取り組む力
　　　　　　　（※他の能力要素の基盤）

●**働きかける力** 他人に働きかけ巻き込む力
　　　　　　　（※積極的な態度）

●**実行力** 　　目的を設定し確実に行動する力
　　　　　　　（※粘り強さ）

■ 考え抜く力（シンキング）

疑問を持ち、考え抜く力

●**課題発見力** 現状分析し目的や課題を明らかにする
　　　　　　　力（※問題点を発見）

●**計画力** 　　課題の解決に向けたプロセスを明らか
　　　　　　　にし準備する力
　　　　　　　（※成功に導く力）

●**創造力** 　　新しい価値を生み出す力
　　　　　　　（※新しい情報の組み立て）

■ チームで働く力（チームワーク）

多様な人々とともに、目標に向けて協力する力

●**発信力** 　　自分の意見をわかりやすく伝える力
●**傾聴力** 　　相手の意見を丁寧に聴く力
●**柔軟性** 　　意見の違いや立場の違いを理解する力
●**情況把握力** 自分と周囲の人々や物事との関係性を
　　　　　　　理解する力（※非言語的な力で、相手
　　　　　　　の考えや心理を察知）

●**規律性** 　　社会のルールや人との約束を守る力
●**ストレスコン** ストレスの発生源に対応する力
　トロール力

＊それぞれの能力・能力要素の解説は p.45-57を参照してください。※ は編集部注。

3　社会人基礎力と その発揮につながる行動を意識する

■ なぜ、今社会人基礎力が必要か

　社会や職場で活動していくために必要な力は、これまではさまざまな人とのかかわりのなかで、さまざまな生活体験を通して身についてきました。一方、インターネットやスマートフォンなどの普及によって、昨今は「人とかかわらなくとも情報が得られる世の中」へと変化してきました。**人との関係がメールやSNS（ソーシャル・ネットワーキング・サービス）のやり取りで育ち保たれる**という社会環境に皆さんは育っているということです。「多様な人と実際に交わる」というよりは、どちらかというと「好きな人・意見の合いやすい人とコミュニケーションを保つ」ことが多いようにも見受けられます。気の合う人がいることは、もちろんとてもよいことです。ただ、社会・職場ではそれにとどまらない、より広い、多様な人たちと接することが求められており、そのことを通じてしか得られないことも数多くあるのです。

■ 意識して人とかかわる姿勢・行動を育もう

　人とかかわる職業、チームで仕事をする職業では、たとえば「**他者に興味をもつ**」「**自ら人に近づく**」「**人を受け入れる**」「**多様な価値観を尊重する**」などの姿勢・行動が求められます。これらを育むには、実際に多様な人と交わり、人との考えの違いを知って「自分に求められている行動は何か」を考え、意識し、実際に行動することが第一歩となります。

■ "自分でできそうな小さな行動目標"を立ててみる

　抽象的な言葉では、意識することはむずかしいものです。そこで、ここでは社会人基礎力の3つの能力とそれらを構成する12の能力要素のおおまかな意味などを知り、それらの発揮につながる"自分でできそうな小さな行動目標"を考えてみましょう（p.46-57）。その後、実際に行動してみてどうだったかを評価し、自分がしていることやあまりしていないことなどに**気づく**ことから始めてみましょう（p.58-59）。

44

4 3つの能力の育て方・高め方

前に踏み出す力（アクション）

～前に踏み出す力を育てる～

　先輩や上司から、仕事や課題を依頼してもらいます。人からの依頼は**期待**ともいえます。その期待に沿って人の役に立つことが、**自尊感情（ありのままの自分に価値があると感じること）**を高め、**自信**をもたらします。この結果、自信が次なる意欲を生み、〈**主体性**〉などへとつながります。

考え抜く力（シンキング）

～考え抜く力を育てる～

　ベストを尽くしても、**問題**や**失敗**は大なり小なり起こります。そこで「考える」ことを止めてしまうのはもったいないことです。問題や失敗を考える**機会**ととらえ、課題に繰り返し取り組み、目的が達成できるよう**実行**してください。失敗と成功を繰り返すことを通じた目的達成の過程で、**課題発見**が繰り返されます。その結果、〈**課題発見力**〉が高まり創造的な思考もつちかわれ、なにより解決に活かされます。《**前に踏み出す力**》も、より高い達成レベルになります。

チームで働く力（チームワーク）

～チームで働く力を育てる～

　グループでの活動の際には、**自分の意見や考えを**"**意識的に**"他者に伝えます。そうすると自分の考えていることがわかりやすくなります。また、他者が自分の考えを引き出してくれることは、思考を深めるうえで効果的です。その結果、グループメンバーに共感をもつことができ〈**傾聴力**〉〈**情況把握力**〉などが自然と引き出されます。

主 体 性

■ 特徴

「**物事に進んで取り組む力**」です。指示待ちではなく*¹自らやるべきことを見つける力で、たとえば「明日はこれをする」「今まで苦手だったけれど、今日は先輩に質問しよう」などと決め、積極的に取り組みます。**自尊感情や自信、意欲・やる気**などにより高まります。**自律性**にも関係する人としての本質的な資質で、社会人基礎力の他の能力要素の基盤です。

■ 〈主体性〉を高める考え方・行動

　まずは職場に適応してチームの一員となるために努力をしましょう。"自分にできそうな小さな行動目標"（たとえば「自分からあいさつをする」「毎日定刻までに出勤する（遅刻しない）」など）を立て、実行します。小さな成功体験が喜びと自信につながります。入職間もない時期は、周囲の状況がよくわからず「自分がしたい（すべきだと思う）こと」と「自分の果たすべき役割」「周囲から求められていること」がズレていることがあります。ズレているとわかったら修正し、するべきこと（物事）を確認してみましょう。

＊意識してみよう

❶自ら決断・行動する機会を設ける　　❷行動する
❸自分の立場（役割）を客観的に理解する（ズレがあれば修正）

〜自信をもつために自分にできそうな小さな行動目標を考えてみましょう。施設で決められたものがあればそれを書いてもかまいません。（参考例：「自分からあいさつをする」「毎日定刻前に出勤する（遅刻しない）」「仕事の準備・かたづけを進んでする」）

● 私の行動目標

---

*1　入職間もない時期は、「指示された」業務を正確に行うことも重要です。

働きかける力

■ 特徴

「他人に働きかけ、巻き込む力」です。「この目的のために一緒にやりましょう」などと、周囲の人を動かす力です。積極的な態度を実際の行動に移すときに重要になります。医療現場ではチーム活動が常なので、患者さん（利用者さん）やご家族に対してはもちろん、同僚・先輩・上司、多職種の人たちなどへの積極的な働きかけも重要です。〈主体性〉があってはじめて発揮されます。

■ 〈働きかける力〉を高める考え方・行動

入職間もない時期は、職場環境に慣れてチームの一員となるために同僚の協力や先輩・上司の支援を得るための働きかけが主となります（たとえば、看護技術の実施時に、先輩に「一緒に行ってください」「そばで見ていてください」「確認をお願いします」などと自分から積極的に言葉で表現するなど）。先輩から指導を受けて内容がわかったときは、「わかりました。ありがとうございました」（わからなかったときは「○○がわかりませんでした」など）と伝えましょう。

＊意識してみよう

❶働きかけ、働きかけられる場に身をおく（身近なリーダーのそばでテクニックを観察）
❷リーダーシップ発揮の場を意図的に設けてみる
❸目的を明示し、リーダーシップを発揮する

～誰にどんな働きかけをするか、自分にできそうな小さな行動目標を考えてみましょう。施設で決められたものがあればそれを書いてもかまいません。(参考例：「技術指導を受けるとき『一緒に行ってください』と言葉で示す」「新人であることを自覚して、指導に対して感謝の言葉を示し返事をする」)

● 私の行動目標

実 行 力

▓ 特徴

「**目的を設定し***1、**確実に行動する力**」です。失敗を恐れず目的やそのための目標、計画を行動に移すことや、小さな成果を積み重ねて目標を実現する粘り強さ・あきらめない姿勢に関係します。たとえば、何か失敗などをして落ち込んだときも、気持ちを切り替えてくよくよせず、その経験から学んで「次は失敗しないようにやろう」などと前向きな意志をもって一歩踏み出し行動できることです。

▓ 〈実行力〉を高める考え方・行動

目標は実現（達成）できてこそ意味をもちます。まずは小さな行動目標を達成することで喜びを見い出しましょう。たとえば「立派な看護師になりたい」という大きな目標は、「患者さんの前で笑顔を絶やさない」などのより小さな目標に分解しましょう。1つひとつの経験を「考える機会」ととらえ、失敗したとしてもなぜそうなったのかを考え気持ちを切り替えて、次の行動に移します。

＊意識してみよう

❶目標を設定する（達成可能な小さな目標を）
❷設定した目標をやり遂げようと、粘り強く行動する
❸次は、ちょっとだけ高い目標を設定する（目標管理の考え方で基礎力 up）
❹小さな成功体験を蓄積する（経験を積むほど実行力が高まる）

～〈実行力〉を高めるために自分でできそうな小さな行動目標を書いてみましょう。施設で決められたものがあればそれを書いてもかまいません（参考例：「失敗したことをいつまでもくよくよせず、やらせてください、教えてくださいと表明する」）

● 私の行動目標

*1　実行力の「実行」とは、単に何かをすることではなく、自分が設定した目的・目標、計画などを実際に行うという意味です。

課題発見力

■ 特徴

「**現状を分析し、目的や課題を明らかにする力**」です。問題点の発見に関係するもので、患者さん（利用者さん）の健康上の問題、自分自身や職場の問題などを含みます。たとえば「訪室時に患者さんの様子が何か変だと気づいたけれど、何が変なのかわからなかった」場合に自分の問題点を分析し、「腹部のアセスメントが不十分だった」と気づき（わかり）、不足知識を自ら学習するなどです。

■ 〈課題発見力〉を高める考え方・行動

問題点の発見には、必要な知識・情報を得たり、自分の考えと合わせて整理することが必要です。たとえば日々の看護を「これでよいのか」と振り返って考えたり、指示されたことは「メモをとる」ことなどが役立ちます。わからないことを人に聞いたり本や資料で調べるプロセス自体も、課題の発見につながることがあります。

＊意識してみよう

❶「これでよいのか」と自問自答する（常に現状分析を）
❷周囲を観察し、課題を探る（他人や仲間が取り組んでいることも観察）
❸課題を誰かに話す（聞いてもらうことでその課題が重要か否かを検証）
❹課題提案の機会を設ける

～〈課題発見力〉を高めるために自分でできそうな小さな行動目標を書いてみましょう。施設で決められたものがあればそれを書いてもかまいません（参考例：「指示されたこと、指導されたことは、まめにメモする」「メモで振り返る」）

● 私の行動目標

■ 特徴

「**課題の解決に向けたプロセスを明らかにし、準備する力**」です。課題が明らかになり解決の方向性が見えたら**成功に導く**準備をします。学生時には受け持ち患者さんの看護計画を立てたと思います。現場でも計画を立てますが、限られた時間で複数の方に看護を提供するため、患者さん（利用者さん）や職場の状況により**課題が時々刻々と変わり、臨機応変な計画の修正・追加**が求められる点が異なります。

■ 〈計画力〉を高める考え方・行動

検査時間などは、1人の受け持ち患者さんが遅れるとその後の人にも影響します。医療での実施の遅れは**患者さんのリスク**につながります。時間通りに実施できるよう**計画書**を準備しましょう。たとえば「○人の受け持ち患者さんに、何時頃、何をしなければならないか」時間割表を工夫して作ってみましょう。他の人の力を借りるなどし、「どこまで可能か」など**自分の力量・限界を把握しておく**こと、計画が達成可能なものになっているかを振り返ることも役立ちます。

＊意識してみよう

❶自分の力量を把握する　　❷計画表を作る
❸多重課題に挑戦する　　　❹自分の課題を明確にして目標管理で鍛える

〜〈計画力〉を高めるために自分でできそうな**小さな行動目標**を書いてみましょう。施設で決められたものがあればそれを書いてもかまいません（参考例：「○ヶ月目の到達目標に沿って、自分が準備するべきことについて目標管理シートに列挙する」）

● 私の行動目標

創 造 力

■ 特徴

「**新しい価値を生み出す力**」です。「より患者さんのニーズに合うよう、こうしてはどうでしょうか」などと、既存の方法にとらわれず課題に対して新しい解決法を考え提案する際などに発揮されます。単なる思いつきではなく客観的な事実に基づく新しい情報の組み立てです。看護では、既存の実践の成果などをふまえて感性を活かした新たな介入方法を生み出したり、自分の看護の**こだわり**を看護観へと育てていったりする際に必要な資質といえます。

■ 〈創造力〉を高める考え方・行動

アイデアは日頃から広く興味・関心をもち「もっとよい方法はないか」などと考えるなかから生まれます。まずは**知恵を絞ってあれこれ考える**ことが重要です。そして、実際に提案してみましょう。自分の看護観を育てるうえでは、たとえば「看護のこだわりを言葉にして表す」ことも役立ちます。

＊意識してみよう

❶日頃から広く興味をもち、人の話に耳を傾ける
❷興味があること、取り組みに関する情報を貪欲に取りに行く
❸楽しみながら考えられることから（頭を悩ませ知恵を絞る作業が大事）
❹アイデアを出す機会を設ける（多職種との交流の機会など）

〜〈創造力〉を高めるために自分でできそうな小さな行動目標を書いてみましょう。施設で決められたものがあればそれを書いてもかまいません（参考例：「自分が大切にしている看護について説明する」）

● 私の行動目標

発 信 力

■ 特徴

「自分の意見をわかりやすく伝える力」です。聞き手の意向を汲みながら自分の意見を伝える能力で、**相手に理解してもらうこと、正確に伝えること**がポイントです。意見の発信や、チーム活動で多く必要な同僚・先輩・上司・他職種などへの**報告・連絡・相談**[*1]（「ホウ・レン・ソウ」ともよばれます）などにおいて発揮が求められます。

■ 〈発信力〉を高める考え方・行動

先輩や上司は皆さんのことを気にかけ、いつもサポートの準備をしています。しかし、話してもらわなければわからないこともあります。そこでまずは**自分から周囲に、自分自身の抱えている状況を伝える**ことから始めましょう。たとえば心配事があるときは「○○に困っています」と "SOS" を出し、互いの理解につなげます。報告のしかたを磨くには SBAR[*2] を用いた訓練などが役立ちます。

＊意識してみよう

❶自分の状況を伝える　　❷ SBAR を用いた報告訓練
❸受け手にわかる伝え方を工夫する（写真・図・文書などの活用）
❹プレゼンテーションや議事録作成の機会を設ける（相手に伝わるか実体験）
❺相手に伝わったか確認する

～〈発信力〉を高めるために自分でできそうな小さな行動目標を書いてみましょう。施設で決められたものがあればそれを書いてもかまいません（参考例：「プリセプターに心配事やわからないことを相談する」）

● 私の行動目標

[*1] 「報告」対処の結果を告げることまたはその内容／「連絡」知らせること（他者への周知）／「相談」問題解決のために話し合ったり意見を聞くことまたはその内容（指示や判断を仰ぐ）。
[*2] 情報伝達の技法の1つ。Situation（状況）、Background（背景）、Assessment（アセスメント）、Recommendation and Request（提案と依頼）の頭文字をとったもの。エスバーと読む。

傾 聴 力

■ 特徴

「相手の意見を丁寧に聴く力」です。コミュニケーションの基本であり、看護の対象となる方に対してはもちろん、チームメンバーへも発揮が求められます。皆さんは学生時代からよく耳にし、実際に言葉にもしてきている能力だと思います。傾聴とはあいづちをうつなどして話を聴くことに加え、適切な質問を投げかけて相手の思いや意見を引き出す行動まで含みます。たとえば、余分な食べ物を食べたと思われる食事療法中の患者さんに「Aさん、ごみ箱におせんべいの袋があったけど、食べちゃったんでしょうか？」と、詰問調にならないよう静かな口調で話しかけると「うん、食べてしまった。病院の食事は味気ないので、味の濃いものが食べたくなってね」と、正直な気持ちが引き出せたような場合です。

■ 〈傾聴力〉を高める考え方・行動

他の能力要素と同様、多くの人とかかわり話を聴く機会をもつことで育ちます。相手の話に関心をもつことなどが、丁寧に聴く共感的姿勢につながります。

＊意識してみよう

❶自分の意見・感想を伝え、効果的な質問をする
❷日頃から情報を集め、分析・吸収し、そこから自分の考えをまとめる作業をする
❸初対面の人と話す機会をもち、相手の反応を確認し、傾聴力の自己点検をする

～〈傾聴力〉を高めるために自分でできそうな小さな行動目標を書いてみましょう。施設で決められたものがあればそれを書いてもかまいません（参考例：「他の人の意見を聴く時は、目を合わせ、あいづちをうつなどする」）

● 私の行動目標

柔 軟 性

■ 特徴

「意見の違いや立場の違いを理解する力」です。自分のルールややり方に固執するのではなく相手の意見や立場を尊重します。「社会人となって仕事をする」ということは「考え方や価値観が異なる人とかかわりながら、職場ごとの使命を果たすべく仕事を進める」ということです。看護では対象となる方やさまざまな専門職など、考え方・立場・価値観が異なる人と多くかかわるため、他者の意見・立場の理解は必須です。それらの違いを理解してはじめて仕事が前に進みます。

■ 〈柔軟性〉を高める考え方・行動

皆さんにとっては「新入職員としての自分に求められる役割」そのものが、それまでの価値観とは異なるものともいえます。疑問があれば「なぜこういう役割が求められるのですか？」などと先輩に質問してみましょう。多くの人と話をする機会を設けることも、ものの見方・考え方を広げ〈柔軟性〉を高めます。

＊意識してみよう

❶異なる考え方、価値観の違い、相手の立場を理解する
❷職場で自分に求められる役割（背景にある価値観）を理解する
❸背景や職種、世代の異なる人とかかわる機会を設ける（多職種合同の事例検討会、意見交換会、親睦会への参加、ローテーション、院外研修参加など）

～〈柔軟性〉を高めるために自分でできそうな小さな行動目標を書いてみましょう。施設で決められたものがあればそれを書いてもかまいません（参考例：「新入職者に期待される役割について理解するまで質問する」）

● 私の行動目標

情況把握力

■ 特徴

「**自分と周囲の人々や物事との関係性を理解する力**」です。人間関係のなかで状況を読んで対応するという行為は、ふだんの生活でもしていると思います。医療現場ではさまざまな事実状況（場面やそこにいる人の違いなど）から自分と周囲の人々や物事との関係性を理解して、**全体的な視点で自分の果たすべき役割を把**握し、多職種との連携を視野に入れて**チームとして最適な行動がとれる**力です。

■ 〈情況把握〉を高める考え方・行動

いざというとき自分の役割が果たせるためには、日頃からの準備が大切です。たとえば「師長がどんな指示を出しているか」「その内容・意味はどういうものか」を認識・理解しておくこと、日頃から指示を守って行動すること、勤務交替の際は余裕をもって出勤し「自ら見ようとする・知ろうとする気持ち」をもって最新の情報をとることなどです。これらの積み重ねが〈情況把握力〉を磨きます。

＊意識してみよう

❶チームのなかでの自分の役割を理解する（状況などにより変わる）
❷置かれている状況を理解する（自分の周りで何が起こっているのかに関心をもち、把握する努力をする）
❸状況が把握できたら、自分は何ができるかを考える

～〈情況把握力〉を高めるために自分でできそうな小さな行動目標を書いてみましょう。施設で決められたものがあればそれを書いてもかまいません（参考例：「時間に余裕をもって出勤し上司の指示命令をよく守る」）

● 私の行動目標

規 律 性

■ 特徴

「社会のルールや人との約束を守る力」です。社会のルール（規律）やそれをふまえた施設、部署などのルールを守り、それらにのっとり状況に応じて自分の発言や行動を適切に律することです。医療現場ではルールを守らないことが大きな事故にもつながります。各種手順や基準、日々の小さなルールに従うことが、患者さんや自分自身の安全、チームで協働しての最善の医療提供につながります。

■ 〈規律性〉を高める考え方・行動

ルールには理由や意味があります。たとえば「ユニフォームの色・形」「言葉遣い」などは、その職場に適した機能や安全、患者さん・ご家族の安心感などを考慮したものです。まずは、職員手帳などに記載されているルールを守りましょう。仕事に真剣に取り組む姿勢も〈規律性〉に含まれます。「自分はやるべき仕事に真剣に取り組んでいるか」などと確認することもこの資質を高めます。

＊意識してみよう

❶ふだんの考え方や行動を振り返ってみる（ルールや約束を守っているか、やるべきことに真剣に取り組んでいるか、自分の気持ちをしっかりと管理する）
❷周囲の人たちに対しても守るように促す（自分だけが規律を守るのではなく、チームで守って安全な医療を提供する）

～〈規律性〉を高めるために自分でできそうな小さな行動目標を書いてみましょう。施設で決められたものがあればそれを書いてもかまいません（参考例：「服装や言葉遣いは、病院・看護部のルールに従う」）

● 私の行動目標

ストレスコントロール力

■ 特徴

「ストレスの発生源に対応する力」です。仕事を続けていくために重要な資質といえます。ストレスを感じることがあっても成長の機会だとポジティブにとらえ、肩の力を抜いて対処し、ストレスと上手くつきあうことです。必要時には誰かに「悩んでいるので話を聞いてほしい」などと支援を求めることも含みます。

■ 〈ストレスコントロール力〉を高める考え方・行動

仕事を続けていくうえでのベースは、健康に過ごせるよう基本的な生活を整えることです。入職間もない時期は環境に慣れることに手一杯なうえ、学生生活と違い交替勤務という不規則性が加わります。睡眠不足や簡単なパンだけの食事などから不摂生な生活にもなりがちで、小さなミスやネガティブな気持ちを生む要因の1つともなります。まずは、バランスのとれた食事と睡眠をタイミングよくとり体調を維持することがストレスを生みにくい生活につながります。

＊意識してみよう

不安を消し、明日に向けて心の余裕をもつ（たとえば以下の〝3行日記〟で）
❶最初に、今週一番失敗したことを書く（一番冷静に判断すべきことが失敗だから）
❷次に、①をきれいさっぱり忘れて今日一番感動したことを書く
❸最後に、明日の目標を書く（すべきことが明確になると不安が消え余裕が生まれる）

〜 〈ストレスコントロール力〉を高めるために自分でできそうな小さな行動目標を書いてみましょう。施設で決められたものがあればそれを書いてもかまいません（参考例：「食事をきちんと食べ、睡眠をとり体調を維持する」）

● 私の行動目標

「私の行動目標」(p.46-57) を評価してみよう

● 評価基準（3段階）　　3：いつもしている・できている（「いつも」は70%以上）
　　　　　　　　　　　　2：ときどきしている・できている（「ときどき」は40%以上）
　　　　　　　　　　　　1：たまにしている・できている（「たまに」は40%未満）
　＊この評価基準は参考例です。施設の基準がある場合はそれに従ってください。

3つの能力		12の能力要素	私の行動目標
一歩前に踏み出し、失敗しても粘り強く取り組む力	前に踏み出す力（アクション）	主体性	物事に進んで取り組む力	
		働きかける力	他人に働きかけ、巻き込む力	
		実行力	目的を設定し、確実に行動する力	
疑問を持ち、考え抜く力	考え抜く力（シンキング）	課題発見力	現状を分析し、目的や課題を明らかにする力	
		計画力	課題の解決に向けたプロセスを明らかにし準備する力	
		創造力	新しい価値を生み出す力	
多様な人々とともに、目標に向けて協力する力	チームで働く力（チームワーク）	発信力	自分の意見をわかりやすく伝える力	
		傾聴力	相手の意見を丁寧に聴く力	
		柔軟性	意見の違いや立場の違いを理解する力	
		情況把握力	自分と周囲の人々や物事との関係性を理解する力	
		規律性	社会のルールや人との約束を守る力	
		ストレスコントロール力	ストレスの発生源に対応する力	
			合計点	

* p.46-57にあなたが挙げた「私の行動目標」を、評価基準（3段階：p.58）に沿って自己評価してみましょう。所属部署の同僚・師長の方にも評価してもらいましょう（同僚の評価者は、あなたが評価してもらいたい人を選ぶか、施設のやり方がある場合はそれに従ってください）。「評価してみた感想」（自分の行動への気づきなど）と「次に向けての考え」（次にどうしたいか、これからどう育っていきたいかなど）も書いてみましょう。p.46-59までをあらかじめコピーしておき、時期を決めて（または適時）、次の目標設定・評価・感想の記入などを続けることで、社会人基礎力の意識づけに役立てることができます。

年　　　月　　　日

自己評価	同僚評価	師長評価	評価してみた感想／次に向けての考え
点	点	点	

看護職の倫理綱領 (2021年 日本看護協会)

● 前文

　人々は、人間としての尊厳を保持し、健康で幸福であることを願っている。看護は、このような人間の普遍的なニーズに応え、人々の生涯にわたり健康な生活の実現に貢献することを使命としている。

　看護は、あらゆる年代の個人、家族、集団、地域社会を対象としている。さらに、健康の保持増進、疾病の予防、健康の回復、苦痛の緩和を行い、生涯を通して最期まで、その人らしく人生を全うできるようその人のもつ力に働きかけながら支援することを目的としている。

　看護職は、免許によって看護を実践する権限を与えられた者である。看護の実践にあたっては、人々の生きる権利、尊厳を保持される権利、敬意のこもった看護を受ける権利、平等な看護を受ける権利などの人権を尊重することが求められる。同時に、専門職としての誇りと自覚をもって看護を実践する。

　日本看護協会の『看護職の倫理綱領』は、あらゆる場で実践を行う看護職を対象とした行動指針であり、自己の実践を振り返る際の基盤を提供するものである。また、看護の実践について専門職として引き受ける責任の範囲を、社会に対して明示するものである。

● 本文

1. 看護職は、人間の生命、人間としての尊厳及び権利を尊重する。

2. 看護職は、対象となる人々に平等に看護を提供する。

3. 看護職は、対象となる人々との間に信頼関係を築き、その信頼関係に基づいて看護を提供する。

4. 看護職は、人々の権利を尊重し、人々が自らの意向や価値観にそった選択ができるよう支援する。

5. 看護職は、対象となる人々の秘密を持持し、取得した個人情報は適正に取り扱う。

6. 看護職は、対象となる人々に不利益や危害が生じているときは、人々を保護し安全を確保する。

7. 看護職は、自己の責任と能力を的確に把握し、実施した看護について個人としての責任をもつ。
8. 看護職は、常に、個人の責任として継続学習による能力の開発・維持・向上に努める。
9. 看護職は、多職種と協働し、よりよい保健・医療・福祉を実現する。
10. 看護職は、より質の高い看護を行うために、自らの職務に関する行動基準を設定し、それに基づき行動する。
11. 看護職は、研究や実践を通して、専門的知識・技術の創造と開発に努め、看護学の発展に寄与する。
12. 看護職は、より質の高い看護を行うため、看護職自身のウェルビーイングの向上に努める。
13. 看護職は、常に品位を保持し、看護職に対する社会の人々の信頼を高めるよう努める。
14. 看護職は、人々の生命と健康をまもるため、さまざまな問題について、社会正義の考え方をもって社会と責任を共有する。
15. 看護職は、専門職組織に所属し、看護の質を高めるための活動に参加し、よりよい社会づくりに貢献する。
16. 看護職は、様々な災害支援の担い手と協働し、災害によって影響を受けたすべての人々の生命、健康、生活をまもることに最善を尽くす。

出典：「看護職の倫理綱領」（2021 年 3 月，日本看護協会）より引用し改変
URL：https://www.nurse.or.jp/home/publication/pdf/rinri/code_of_ethics.pdf

MEMO

MEMO

新人看護職員研修ノート
「社会人基礎力」を育む資料付

2010年10月30日	第1版第1刷発行	〈検印省略〉
2011年 7月10日	第1版第2刷発行	
2016年 3月 1日	第2版第1刷発行	
2020年 2月 1日	第2版第3刷発行	
2021年 8月10日	第3版第1刷発行	
2023年 6月10日	第3版第2刷発行	

監修　坂本すが

発行　株式会社日本看護協会出版会

　　　〒150-0001　東京都渋谷区神宮前 5-8-2　日本看護協会ビル4階
　　　〈注文・問合せ／書店窓口〉TEL/0436-23-3271　FAX/0436-23-3272
　　　〈編集〉TEL/03-5319-7171　https://www.jnapc.co.jp

装丁　齋藤久美子

本文デザイン　眞島和馬（Giraffe.）

印刷　日本ハイコム株式会社

ISBN978-4-8180-2349-9